NOUVELLES

OBSERVATIONS DE GUÉRISONS A L'APPUI

DE LA

MÉDECINE PHILOSOPHIQUE

ET DU

GALVANISME MÉDICAL

PAR

M. R. JOANNE,

De la Faculté de Paris.

PARIS

Chez l'Auteur, rue Saint - Georges , 46.

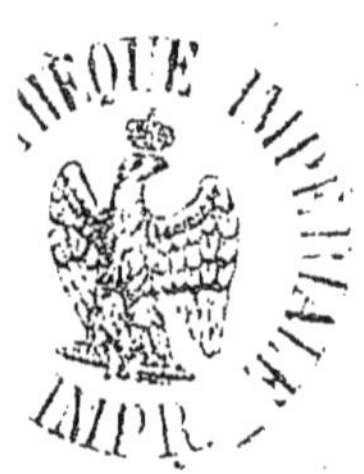

Dans notre *Traité de Médecine Philosophique* (1), nous avons poursuivi la recherche de la cause première simple et unique de la maladie, et l'étude du rapport entre l'être vivant et le milieu, en indiquant les bases d'une thérapeutique appelée à de brillants résultats pratiques. Voici de nouvelles observations de guérisons à l'appui de ce système, et le résumé succinct des principes que nous avons développés ailleurs.

Tout être vivant est un composé de tissus, d'organes et d'appareils entretenus dans leurs propriétés spéciales et dans leurs fonctions particulières par un liquide nourricier excitateur et épurateur qui est le sang : tous les autres liquides de l'économie ne sont que des aliments du sang ou ses excrétions.

Les éléments organiques du sang se réparent par l'absorption digestive; l'élément vital du sang est l'oxygène dissous dans l'absorption pulmonaire par l'acte de la respiration. L'harmonie entre ces deux absorptions entretient l'intégrité des organes et constitue la santé.

Lorsqu'une partie du sang ne circule pas dans un organe

---

(1) 2 volumes in-4. Paris, chez les libraires des sciences, et chez l'auteur, rue Saint-Georges, 40.

ou dans un tissu quelconque, ce sang qui reste en stase dans ses canaux est privé d'oxygène.

Tout sang privé d'oxygène est mort.

L'élément qui entraîne la mort du sang est le carbone.

Le sang artériel qui tient en dissolution de l'oxygène produit les phénomènes de nutrition en se mettant en rapport avec les organes. Dans cet acte, la plus grande portion d'oxygène se combine avec le carbone et se trouve changée en acide carbonique par le fait de l'assimilation. Mais cet acide carbonique deviendrait nuisible à l'assimilation, c'est le sang qui l'emporte; si ce liquide se trouve non oxygéné, le carbone reste au sein du tissu où les vaisseaux charrient ce sang privé de son élément vital. D'un côté, l'assimilation est incomplète ou n'a plus lieu; de l'autre, les produits carbonés troublent les fonctions propres de ce tissu, car l'oxygène, c'est l'antidote du carbone.

Le sang est donc un liquide à la fois réparateur et épurateur.

Donc, si la masse générale du sang se trouve désoxygénée, soit par un phénomène mécanique amenant l'asphyxie, soit par l'inhalation d'un produit carboné comme le chloroforme ou l'acide prussique, soit par une explosion de la foudre ou par une puissante décharge électrique, il y a cessation complète de la vie; si une partie du sang subit seule ce phénomène, il y a altération des propriétés normales des parties vivantes de l'organe ou du tissu que cette partie du sang devait régénérer.

La MALADIE est un acte par lequel les parties vivantes ont leurs propriétés normales altérées.

La cause primordiale de la maladie est l'excès ou la privation de l'oxygène du sang dans le système capillaire pulmonaire, ou dans le système capillaire général propre à chaque organe ou à chaque tissu.

L'excès d'oxygénation du sang accélère la vie et se traduit

par l'augmentation de la sensibilité et de la contractilité, donnant lieu aux phénomènes d'excitation, de douleur, de chaleur et d'accélération de la circulation dans les capillaires du tissu primitivement affecté.

Dans cet état la vie s'use avec rapidité. C'est l'origine des fièvres. Mais cette dépense anormale des forces amène une fatale réaction : l'appauvrissement du sang, l'épuisement des forces organiques, et, par une pente naturelle, l'effet de la cause contraire, c'est-à-dire la diminution ou la privation de l'oxygène du sang.

Le défaut d'oxygénation du sang se manifeste par la diminution ou l'abolition de la sensibilité et de la contractilité, avec symptômes d'affaiblissement, de refroidissement et de ralentissement de la circulation dans les capillaires du tissu primitivement lésé.

Oxygène et carbone; tout est donc là : l'oxygène, la vie; le carbone, la mort. Ces deux moteurs s'unissent par un trait d'union qui est la substance organique. La combustion de la substance organique par l'oxygène produit la chaleur, qui ranime la vitalité de la matière et donne du carbone pour résidu. Tout acte physique ou moral qui suspend ou entrave l'hématose, tout séjour prolongé dans un milieu où l'oxygène manque ou n'existe qu'altéré ou en proportion minime, augmente ce résidu de produits carbonés. Ainsi naissent et se développent les tubercules, quel que soit le tissu où ils siègent. Il y a dans ces deux mots : oxygène et carbone, l'explication de plus d'un mystère, la clef de bien des découvertes futures. L'être vivant ne fait pas un pas, pas un mouvement, pas un effort; n'éprouve pas une peine, pas un plaisir; ne subit pas l'influence du chaud, du froid, de l'humide, du sec; ne souffre pas de la faim, de la soif, de l'intempérance, des excès; sa pensée ne se lance pas avec ardeur et persévérance à la recherche de l'inconnu; son cerveau n'a pas une idée, son âme pas une émotion, sa fibre pas un tressaillement, sans que le retentissement de ces actes sur l'hématose ne fasse augmenter ou diminuer la proportion de ces deux éléments.

Telle est la cause première simple et unique de la maladie, tel est le point de départ des différents états morbides. C'est la cause incomprise, l'élément occulte des ferments putrides ou contagieux qui engendrent les altérations des fluides, les dégénérescences des solides, l'organisation et le développement des productions pathologiques.

OBSERVATIONS.

M. P..., 25 ans, *otite interne avec accidents cérébraux des plus graves, nausées, vomissements...*; *suppuration par le conduit auditif externe et par la trompe d'Eustache, surdité absolue du côté malade*. Traitement énergique : soulagement dans les vingt-quatre heures ; guérison complète au bout de huit jours. L'ouïe n'est pas revenue : emploi du galvanisme : retour de l'ouïe après huit séances.

M. M..., 46 ans, constitution délabrée, *asthme par emphysème pulmonaire*, accès de suffocation presque permanents chaque nuit, journées pénibles. Traitement interne et application de l'électricité ; soulagement immédiat des crises sous l'influence du galvanisme, amélioration rapide ; éloignement des accès qui ont perdu leur intensité ; il reste un mois sans en avoir. Les forces sont revenues, le teint est bon ; le malade se dit guéri, et ne revient plus nous voir.

M. D..., 40 ans, santé robuste ; *pleurésie aiguë* des plus intenses. Trois jours de traitement enrayèrent tous les accidents. Guérison complète en huit jours.

Mme R..., 25 ans ; *variole*, la figure est couverte de pustules, le corps en a moins. Guérison rapide ; elle n'a pas été défigurée. Aujourd'hui, après un an, ses traits ne gardent pas la moindre trace de la maladie.

D..., enfant de 14 mois ; *convulsions épouvantables* reconnaissant deux causes : une dentition difficile et un excès de nourriture ; elles se renouvellent journellement depuis un mois. Traitement et disparition des accès qui ne sont plus revenus aux éruptions des autres groupes de dents, grâce aux soins plus éclairés de la mère.

Mme B..., 40 ans, mauvaise constitution ; *colique hépatique (calculs du foie)*. Cette malade souffre depuis six ans ; elle a des crises fréquentes, elle a tout fait : plusieurs médecins lui ont donné des soins et l'ont délaissée au bout de quelques mois ; elle désespère de son état. Notre médication fait cesser les atroces douleurs des crises, les calculs s'ouvrent une voie dans l'intestin, la tumeur formée par la vésicule du fiel s'efface : elle continue le traitement et suit à la lettre notre régime. Depuis dix-huit mois, les crises n'ont pas reparues ; la santé s'est fortifiée ; elle ne pense plus à cette maladie qui, pendant plusieurs années, l'a tenue entre la vie et la mort.

M. D..., 28 ans, ancien soldat d'Afrique, *choléra-morbus asiatique* ; début de l'attaque à dix heures du soir, à onze heures commencement de la période algide ; on le croit perdu ; sa famille se désole, le malade est à l'agonie ; nous arrivons en ce moment, nous prescrivons une médication héroïque qui nous avait réussi chez des centaines de malades pendant l'épidémie de 1854. Au bout d'un quart d'heure soulagement, au bout d'une heure arrêt des vomissements et des évacuations alvines, plus de crampes ; la peau reprend sa coloration et sa chaleur naturelle ; un sommeil réparateur s'empare du malade : le lendemain, il était guéri, et trois jours plus tard il n'y pensait plus.

M. R..., 40 ans, santé bonne ; *rhumatisme musculaire de la région cervicale*, le mal gagne le muscle épicranien ; douleurs atroces, fièvre, symptômes de méningite. Traitement interne et externe des plus actifs pendant quatre jours : guérison.

M. S..., 60 ans, tempérament sanguin ; *apoplexie foudroyante* à la suite d'une longue insolation et de libations prolongées terminées par une querelle, reste trois heures sans recevoir les soins d'un médecin... ; paralysie générale, perte de connaissance, insensibilité, râle. Traitement actif ; retour de la vie au bout de trois heures, et guérison qui n'a pas laissé la moindre trace de ces formidables accidents.

M. P..., 30 ans, tempérament lymphatique, sujet aux maux de gorge depuis son enfance : *angine laryngée aiguë grave* datant de cinq jours ; deux médecins l'ont vu et ne sont pas revenus... Quand nous arrivons près de ce malade, sa femme le considérait comme perdu ; il ne donnait pas d'autres signes d'existence qu'un tressaillement convulsif, effet d'un effort impuissant de la respiration et symptôme d'asphyxie commençante... Nous en reconnaissons la cause en constatant deux abcès sous-muqueux considérables qui s'opposent à l'entrée de l'air. Il n'y avait pas une minute à perdre. Quoique dépourvu de tout, nous pratiquons la trachéotomie à l'aide d'une lancette, et nous maintenons l'ouverture au moyen de deux épingles à cheveux recourbées en crochets. Le malade revient aussitôt... Un traitement médical et chirurgical bien suivis le remirent sur pied en trois semaines. Il se porte à merveille aujourd'hui ; mais l'ingrat a oublié que le prêtre vit de l'autel, et le médecin... passons ce détail, il pensera à nous plus tard si jamais la main de la mort le secoue.

G..., enfant de huit mois, pâle, maigre, dans un état de marasme effrayant, amené par une *dyssenterie* datant de trois semaines... Un médecin l'a vu...; notre traitement bien suivi amène un mieux rapide. L'enfant revient, le mal s'arrête, et la santé reste excellente pendant six mois. Nous avons appris qu'au bout de ce temps, il était retombé malade : de quoi ? nous l'ignorons. Nous étions trop éloigné pour que les parents pussent nous faire appeler : ils ont voulu attendre, et le pauvre petit a succombé.

Mme M..., 34 ans, accouchée depuis trois mois, nourrit; *abcès glandulaires aux deux seins* et *abcès sous-cutanés aux aisselles.* Cette dame a suivi plusieurs traitements sans amélioration. Sa santé générale est presque détruite. Elle a continué d'allaiter son enfant qui vient de succomber. Traitement médical et chirurgical, ouverture de tous les abcès ; prompt soulagement ; guérison en moins d'un mois : depuis santé excellente.

M. S..., 18 ans, sanguin, robuste, insouciant de sa santé, *fluxion de poitrine.* Ce jeune homme est dans un état déplorable ; il a trop attendu... ; fièvre intense, crachats jus de pruneaux, poumon gauche hépatisé. Traitement actif, amélioration lente, guérison en peu de jours. Très-bonne santé aujourd'hui.

M. F..., 30 ans, lymphatique ; *tumeur hématique du genou ;* des médicastres l'ont drogué pendant quelques semaines et ont aggravé son état. Traitement chirurgical qui procure un soulagement immédiat. Trois jours suffisent pour vider cette énorme tumeur et dégager le membre. Un traitement interne vient hâter la guérison. Ce malade croyait sa jambe perdue. Trois semaines plus tard, il marchait sans bâton, comme si sa jambe n'eût jamais été malade. Six mois après, sous l'influence de chagrins domestiques, de l'isolement, ce malheureux a été frappé d'une fièvre typhoïde ataxique à laquelle il a succombé dans le quatrième septenaire, par suite d'incurie, de misère et de chagrins profonds.

Mme C..., 35 ans, tempérament sanguin ; *colique néprétique (calculs des reins ; pierre)* ; elle a eu des crises fréquentes, mais légères, depuis plusieurs années. La dernière date de quelques jours, elle est épouvantable, atroce ; un médecin, appelé, a porté un faux diagnostic et pris la maladie pour une gastralgie ; il a ordonné un peu de magnésie, et la crise a continué de plus belle. La malade est épuisée par les douleurs ; elle ne peut parler, et reste immobile dans l'intervalle des secousses. Nous attendons l'effet de notre ordonnance, qui se manifeste en moins d'une heure. Les crises cessent, elle s'endort, passe une bonne nuit... Le lendemain tout va mieux ; les urines sont bonnes : guérison quelques jours après. Nous lui conseillons un régime pour empêcher le retour des crises : elle le suit depuis dix-huit mois et n'a pas eu de rechute.

M. C..., 45 ans, tempérament bilieux ; *ulcère calleux* occupant toute la partie postérieure de la jambe, depuis le talon jusqu'au jarret. Le mal date de dix ans. Le malade a vu plus de vingt médecins, des guérisseurs, des sorciers de villages, des somnambules ; il a suivi des médications à faire hausser les épaules et dresser les cheveux. Nous le prévenons de la longueur du traitement, des soins attentifs qu'il réclame : il promet de s'y conformer à la lettre... La plaie est horrible, trouée de profondes fistules ; la marche et la station sont impossibles. Traitement interne et externe ; amélioration, plus de douleurs ; les fistules se ferment, les bords s'effacent, un tissu cicatriciel s'organise... ; en quinze jours la plaie a diminué d'un tiers et marche vers une cicatrisation complète.

M. L..., 35 ans, tempérament nerveux ; *névralgie sciati-*

que datant d'un mois. Il a fait tout ce qu'on lui a ordonné et souffre toujours. Dix minutes d'électro-puncture lui enlèvent son mal. Ce malade quitte notre cabinet avec une vive satisfaction, mais stupéfait comme s'il avait vu le diable.

Mme H..., 22 ans, tempérament lymphatique, chlorotique, jambes infiltrées ; cette jeune dame est venue faire ses couches dans une maison de santé. Un quart d'heure après la délivrance une attaque d'*éclampsie* se déclare. Les antécédents de la grossesse n'étaient pas encourageants. Les convulsions cessent après quatre heures de traitement, mais il existe une métro-péritonite sérieuse que nous combattons pendant huit jours, après lesquels tout marche naturellement. Cette malade a prolongé notre traitement et vu disparaître les accidents antérieurs à l'accouchement : sa santé générale est devenue excellente. Ses cheveux, qu'elle avait perdus à la suite de l'attaque d'éclampsie, ont repoussé plus beaux et plus épais que jamais, par l'influence du topique que nous lui avons formulé.

Mme D..., 25 ans, tempérament sanguin ; *fièvre cérébrale* ; guérison en dix jours.

M. L..., 30 ans, tempérament sanguin ; *fièvre typhoïde inflammatoire :* guérison en huit jours.

Mme G..., 45 ans, tempérament nerveux sanguin ; *ongle incarné :* opération : guérison.

D..., enfant de huit mois ; *rougeole*, guérison en six jours.

Mme B..., 44 ans, *cancer à l'anus* depuis dix ans : traitement paliatif ; soulagement rapide qui permet de tenter l'opération. Va bien aujourd'hui.

M. H..., 22 ans, santé bonne ; *hémorrhoïdes* ; opération sans effusion de sang et sans douleur. Le malade a gardé le lit pendant cinq jours seulement. Va très-bien et se trouve entièrement débarrassé de son infirmité.

M. H..., 32 ans, *colique néphrétique :* soulagement immédiat, guérison en six jours. Ensuite traitement et régime préventifs : pas de crises depuis un an, et le malade en comptait auparavant deux et trois chaque mois.

M. F..., 38 ans, *otite interne négligée*, fluctuation dans la région mastoïdienne, effrayants symptômes cérébraux ; la douleur égare le malade : dans un accès de délire, il s'élance à la fenêtre pour se précipiter sur le pavé : on l'arrête à temps. Nous craignons que le pus ne s'ouvre une issue dans le cerveau, accident qui entraînerait la mort. Nous appliquons une petite couronne de trépan sur l'apophyse mastoïde ; un jet de sang et de pus s'écoule : soulagement, le délire disparaît, la fièvre tombe... ; quelques jours de soins et il recouvrait sa robuste santé.

M. N. B..., 45 ans, *rhumatisme articulaire aigu.* D'ordinaire ses attaques duraient de trois semaines à deux mois. Nous enrayons le mal en cinq jours.

Mme P..., 25 ans, *dyssenterie* grave arrêtée en trois jours.

Mme F..., 28 ans, *engorgement chronique du col de l'utérus, troubles sympathiques graves...* : traitement interne et externe pendant un mois ; guérison.

M. E..., 50 ans, *angine couenneuse*, guéri en quatre jours.

M. C...., 60 ans, *pleurodynie* enlevée en une séance.

M. G..., 40 ans, *laryngite aiguë* guérie en trois jours.

M. L..., 30 ans, *rétention d'urine* guérie en deux jours.

M. M..., 30 ans, bilieux ; *fièvre typhoïde adynamique* au troisième septenaire ; deux médecins l'ont soigné, le docteur A... nous le confie. Ce malade est très-bas : les médecins qui nous ont précédé en désespéraient. Quinze jours après, il était en pleine convalescence : bonne santé aujourd'hui après dix-huit mois.

M. S..., 34 ans, *rhumatisme mono-articulaire aigu* guéri en quinze jours.

Mlle P..., 18 ans, *fièvre typhoïde inflammatoire* guérie en douze jours.

Mme S..., 40 ans, *dyssenterie grave* des plus rebelles avant notre traitement ; guérie en huit jours.

M. M..., 30 ans ; *phthisie pulmonaire* enrayée ; état de santé satisfaisant, comparé à l'état passé.

M. P..., 60 ans ; *apoplexie foudroyante*. Ce malade est resté six heures sans recevoir des soins. Les moyens ordinaires ne produisent aucun effet. Un puissant dérivatif intestinal, administré coup sur coup, et l'acupuncture appliquée sur le diaphragme et le cœur, réveillent enfin la vie après quatre heures d'attente. Le lendemain, il était hors de danger et entrait en bonne et franche convalescence. Cette attaque n'a pas eu d'accidents consécutifs.

M. B..., 18 ans, *fièvre typhoïde adynamique*, guérie en quinze jours.

Mme B..., 50 ans, *phthisie laryngée*. Cette dame allait suffoquer à notre première visite ; nous arrêtons les accidents et sommes assez heureux pour lui faire oublier son mal pendant les huit mois qu'elle a vécu confiée à nos soins. La guérison n'était pas possible ; le larynx était détruit, il y avait des tubercules dans les poumons ; retour des liquides, la voix était totalement perdue, les forces épuisées ; nous ne pouvions que soulager, prolonger et prévenir les épouvantables crises de suffocation.

M. F..., 18 ans, *phlegmon profond du cou* ; guérison en un mois.

Mme de X..., 30 ans, victime de la brutalité des bandits italiens ; elle ressentit deux mois plus tard, à son arrivée à Paris, les symptômes d'une affection dont le nom seul épouvante les femmes. La maladie se déclara subitement par l'apparition de tous les accidents qui constituent les différentes périodes de cette affection. Un traitement bien suivi arrêta les suites qu'elle redoutait, et une guérison rapide et radicale s'ensuivit.

M. P..., 18 ans ; *otite externe* ; accidents conjurés rapidement; mais le malade reste sourd, quelques applications d'électricité lui ont rendu l'ouïe.

Mlle Q..., 8 ans; *scarlatine maligne*, guérison en douze jours.

M. C..., 28 ans, *cystite aiguë*; guérison en dix jours.

M. D..., 35 ans, *asthme nerveux*; soulagement des accès les plus violents, qui finissent par disparaître après un mois de séances électriques.

Mme G..., 40 ans, *phthisie pulmonaire*; prompt soulagement, retour des forces, bien-être équivalent à la guérison.

Mme C..., 24 ans; *engorgement du col utérin et ulcération de son orifice*. Cette dame a été traitée sans succès pendant six mois; deux mois nous suffisent pour lui rendre une excellente santé, qui ne s'est pas démentie depuis un an.

Mme M..., 30 ans, grosse de cinq mois; *tumeur sanguine de la vulve*; opération, guérison, accouchement heureux quatre mois après.

Mlle D..., 24 ans; *étranglement interne (colique de miserere)*, symptômes alarmants qui s'amendent progressivement pendant deux jours, après lesquels la malade se trouve tout-à-fait bien. Une rechute, deux mois plus tard, a cédé rapidement à notre médication.

Mme D..., 30 ans, *fièvre cérébrale*; guérison en quelques jours.

Mlle V..., 17 ans, *danse de Saint-Guy*; guérison qui ne s'est pas démentie depuis quinze mois.

Mme B..., 50 ans, *apoplexie séreuse*, guérie sans accidents consécutifs.

M. L..., 45 ans, *angine gangréneuse*; guérison rapide.

Mme T..., 25 ans, *névralgie sciatique*. Cette dame avait un fâcheux précédent; elle avait eu les quatre membres fracturés, la névralgie datait de cette époque. Un traitement interne et l'application locale de l'électricité ont fait disparaître son mal sans retour.

M. A..., 30 ans, sujet à de *fréquentes congestions céré-*
brales, en a été débarrassé dès qu'il a voulu suivre nos
conseils.

Mme E..., 32 ans, *hémorrhagie utérine* sans dégénérescence de l'utérus ; arrêtée et ses retours conjurés en peu de
temps.

M. J..., 45 ans, *érysipèle phlegmoneux de la face*,
guérison.

M. H..., 44 ans, *hydropisie symptomatique d'hypertrophie*
avec dilatation du cœur. Ce malade souffrait depuis quatre
ans. Les médecins les plus renommés de la capitale
l'avaient vu. Espérant être mieux traité dans les hôpitaux,
il avait eu le courage d'y passer de longs mois ; et en était
sorti soulagé, mais non guéri. Le mal était bientôt revenu
plus grave. Alors, lassé de la médecine et des médecins,
il avait eu recours à un guérisseur de village, qui s'intitu-
lait chimiste, lequel remit à M. H... deux bouteilles en
terre contenant, l'une une infusion de bois de campêche,
l'autre une infusion de bois de carcuma ; chaque bouteille
coûta soixante francs ; le malade devait en boire un verre
le matin, un verre le soir, après avoir dit trois mots chi-
miques (*sic*). M. H... suivit exactement l'ordonnance,
malgré qu'il eût failli trépasser de dégoût aux premières
doses, et la maladie marcha de mal en pire. On fit revenir
le chimiste qui conseilla une herbe mystérieuse qu'il devait
aller chercher lui-même sur une montagne des Vosges. Il
demanda une grosse somme d'argent pour son déplacement
et pour ses frais de voyage ; cette fois, le malade, au lieu
de remettre l'argent, aurait bien voulu pouvoir lui admi-
nistrer une volée de coups de canne. Le chimiste comprit
qu'il n'inspirait plus de confiance et s'empressa de se retirer.
La colère qu'avait éprouvée le malade aggrava son état.
L'hydropisie fit tant de progrès, les troubles de la circulation furent si prononcés, la suffocation si pénible, les

forces si épuisées , l'anéantissement si complet , l'agonie si imminente, qu'on songea au prêtre et non au médecin. Cependant, sur la recommandation d'une personne dont le père avait été sauvé par nous d'une terrible attaque d'apoplexie, la famille voulut bien essayer encore d'un médecin. On nous fit venir, par simple acquit de conscience, sans fonder aucune espérance sur notre traitement. A notre arrivée, M. H... mesurait 132 centimètres de ceinture. On suivit ponctuellement nos avis, et le lendemain il ne mesurait plus que 127 centimètres ; le mieux était considérable. La guérison marcha rapide et sûre. En moins de trois semaines, tous les désordres avaient disparus. Le malade, auparavant cloué sur son lit, sans pouvoir faire un mouvement, se levait seul et se promenait déjà dans son jardin avec l'aide d'une canne ; six semaines plus tard, il avait repris toutes ses habitudes et faisait de longues courses à Paris, lui qui n'avait pas quitté le lit ou la chambre pendant des années. Depuis 15 mois, la guérison s'est maintenue et la santé s'est fortifiée de plus en plus. La famille de M. H..., ses amis, ses voisins qui l'avaient condamné, disent qu'il a fait un nouveau bail avec la vie et ne cessent de le féliciter à ce sujet.

Nous nous sommes étendu sur cette observation pour montrer tout ce que le malade avait dû éprouver de souffrances, de désespoirs, pour lui, homme d'intelligence et d'instruction, être réduit à écouter les conseils de la plus abjecte ignorance, du plus grossier charlatanisme. Puisse cet exemple prémunir d'autres malades contre les vendeurs de teintures et d'orviétans.

Mme L..., 22 ans ; *angine de poitrine*, guérie rapidement, sans rechute, depuis un an.

Mme B..., 60 ans ; *étranglement interne*, guérison.

Mlle R..., 16 ans ; *menstruation difficile*, *dyspepsie*, *palpitations de cœur*, *douleurs de poitrine*... Cette jeune personne est très-délicate, très-faible ; son genre de vie est peu propre à fortifier sa santé et doit contrarier ou paralyser la médication la mieux conçue. Cependant elle se trouve mieux et sa santé est devenue plus forte en quelques mois. Elle a eu une amygdale hypertrophiée que nous lui avons excisée. Son frère, âgé de 8 à 9 ans, a été traité avec succès d'une fièvre typhoïde ataxique, et nous lui avons enlevé les deux amygdales qu'il avait hypertrophiées depuis très-longtemps. La sœur et le frère jouissent d'une santé relativement bonne et qui va en se fortifiant chaque jour.

Mme D..., 24 ans, *engorgement et ulcération du col de l'utérus* ; guérie.

Mme F..., 60 ans, *hypertrophie du tissu cellulaire de la cuisse* ; guérie.

Mme F..., 35 ans, *pneumonie double* ; guérie.

Mme B..., 86 ans, *ulcère variqueux du pied et de la jambe* ; guérie.

M. C..., 12 ans, *paraplégie, suite de myelite* ; guérison de la paralysie pendant trois mois ; puis rechute par défaut de soins et de persévérance du traitement.

Mme H..., 24 ans, *engorgement et ulcération du col de l'utérus* ; guérie.

Mme B..., 40 ans, *fièvre cérébrale* ; guérie.

Mme M..., 70 ans, *tumeur mélicerique de l'aine* ; guérie.

M. D..., 40 ans, *pneumonie au deuxième degré* ; guéri.

Mme M..., 24 ans, *grossesse difficile par lésion organique de l'utérus, vomissements toutes les quatre ou cinq minutes.* Cette jeune dame est mariée depuis six semaines, et depuis dix-sept jours environ les vomissements ont lieu. Un médecin nous a précédé, son traitement a échoué ; nous prescrivons une médication énergique, la malade ne vomit plus qu'à des intervalles de une à deux heures. Continuation du traitement interne et bains prolongés ; soulagement, som-

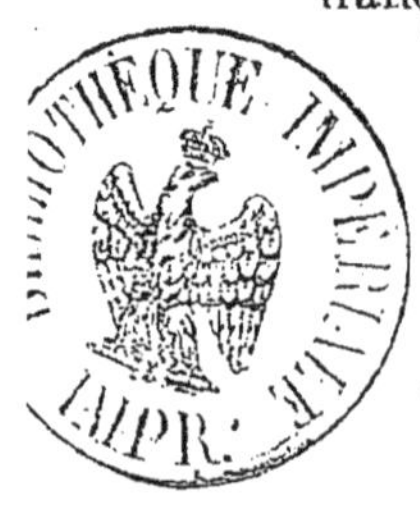

meil, l'estomac supporte un peu de nourriture. Malheu-
reusement pour cette pauvre jeune dame, une de ses amies
lui amena son médecin, M. G..., qui prescrivit, pour tout
traitement, de l'eau de Vichy et des compresses tièdes sur
l'abdomen. Dès ce moment nous crûmes devoir nous retirer
par respect pour l'âge et la position scientifique de M. G...
Deux mois plus tard, nous recevions une lettre de faire
part du décès de Mme M....

Eh bien! nous déclarons en notre âme et conscience
que nous avons encore l'intime conviction que notre médication, suivie rigoureusement, aurait sauvé la malade.
Nous ne pouvions imposer notre avis, les convenances s'y
opposaient; mais nous avons comme un remords de n'avoir
pas insisté auprès de la famille, pour la décider à conti-
nuer notre traitement, qui avait déjà produit de si bons
effets.

M. P..., 30 ans, *congestion cérébrale*; guérison.

Mlle G..., 12 ans, *kératite*; guérison.

Mme L..., 60 ans, *loupes à la tête*; guérison radicale sans
opération et sans douleur, par un attouchement au pinceau
euphlogique.

M. J..., 70 ans, *apoplexie foudroyante*; guérison sans
accidents consécutifs.

Mme L..., 20 ans, *gastralgie, leucorrhée*, guérison.

M. F..., 60 ans; *apoplexie foudroyante*: guérison.

Mme B..., 80 ans; *apoplexie foudroyante*: guérison.

Mme M..., 40 ans; *hystérie, convulsions effrayantes*:
guérison.

Mme R..., 26 ans; *engorgement et ulcération du col de
l'utérus, troubles sympathiques très-graves.* Cette malade
exagère son état: son imagination est frappée du sort d'une
parente, morte d'une dégénérescence tuberculeuse de
l'utérus. Bonne et franche guérison.

Mme H..., 50 ans; *cancer de l'utérus,* affection datant de deux ans. Cessation des douleurs, arrêt des pertes, retour des fonctions digestives altérées : état de santé qui permet à la malade de supporter sa position en retardant l'issue fatale de la maladie.

Mme F..., 20 ans ; *grossesse difficile* : guérison et heureux accouchement.

Mme L..., 16 ans, accouchée depuis deux mois ; *fissures à l'anus et précipitation de l'utérus.* Cette dame a reçu les soins du professeur T..., et du docteur B.... Elle n'a pas voulu se soumettre aux cautérisations qu'ils lui conseillaient. La précipitation de l'utérus n'a eu lieu qu'après. Nous remettons la matrice à sa place et guérissons les fissures par une opération des plus douces. La malade n'a rien ressenti depuis.

M. H..., 30 ans ; *phthisie pulmonaire* : guérison complète.

Mme B..., 26 ans ; *engorgement squirreux du col utérin, désordre profond des principales fonctions générales* : bonne santé aujourd'hui.

Mme H..., 60 ans ; *cirrhose (dégénérescence du foie)* : amélioration et état de santé satisfaisant pour une aussi terrible affection.

Mme B..., 17 ans, grossesse de six semaines ; *symptômes d'avortement à la suite de fatigues et d'efforts des bras.* Les accidents furent vite enrayés, les douleurs disparurent ; gestation tranquille depuis ce jour. Mme B... est à la veille d'accoucher et tout fait espérer une heureuse délivrance.

Mme L..., 66 ans ; *ulcère variqueux à la jambe* : guérison.

Mme L..., 36 ans ; *tumeur fibreuse de l'utérus,* datant de quatre ans ; désordres locaux, troubles sympathiques prononcés qui ont cédé en peu de temps. Des ventouses scarifiées au col de l'utérus ont fait diminuer considérablement la tumeur ; peut-être serons-nous assez heureux pour la voir disparaître par l'emploi de ce moyen, uni à une médication fondante interne.

M. B..., 35 ans; *rhumatisme articulaire aigu* arrêté en quatre jours. Imprudences du malade et rechute guérie en douze jours.

M. D..., 33 ans; *œdème de la glotte, abcès sous-muqueux, amygdalite.* Ce malade allait périr asphyxié : opération et traitement interne et externe des plus énergiques : guérison.

Mme L..., 40 ans; *engorgement et ulcération fougueuse du col utérin.* Guérison radicale.

Mme L..., 23 ans; *engorgement et ulcération granuleuse du col utérin, fonctions générales bouleversées, anémie, dyspepsie.* Se porte à merveille aujourd'hui.

Mme C..., 30 ans; *cancer du corps et du col de l'utérus.* Pauvre femme qui a eu le tort de se négliger trop longtemps. Nous avons calmé les douleurs, modéré les pertes, rétabli les fonctions principales, mais d'accord avec M. le professeur N..., notre cher et bien-aimé maître, il était impossible de faire plus sans être taxé d'imprudence et de témérité.

Mme D..., 40 ans, *gastralgie et légère ulcération de l'utérus;* guérison rapide et radicale.

Mme B..., 18 ans, *colique hépatique;* soulagement immédiat et disparition des crises.

Mais c'est assez de cas à l'appui de notre médication, nous ne pouvons faire un dépouillement complet de nos livres. Nous avons pris les observations précédentes au hasard, sans ordre, telles qu'elles se présentaient sur nos tables. Nous pourrions en citer un grand nombre et des plus rares; mais le lecteur n'aurait pas le courage de nous lire. Nous allons terminer en disant quelques mots de deux choses assez importantes.

MÉDECINE RESPIRATOIRE NOUVELLE POUR LES MALADIES DE POITRINE.

Au moyen d'un appareil pulvérisateur des liquides médicamenteux, nous parvenons à faire pénétrer jusqu'aux dernières ramifications bronchiques, et sans la moindre gêne pour le malade, les eaux tenant en dissolutions les principes destinés à agir localement sur le siége même du mal. Ce procédé, déjà suivi à Pierrefonds-les-Bains, est appelé à renouveler la thérapeutique des cruelles maladies de poitrine, ce désespoir des malades et des médecins. Nous ne saurions donc trop le conseiller aux personnes atteintes de ces terribles affections.

DE L'EXTRACTION DES DENTS SANS DOULEUR PAR LE CHLOROFORME ET L'ÉLECTRICITÉ.

Une personne de notre famille souffrait d'une dent cariée, elle fut voir un dentiste en renom qui la martyrisa et lui cassa sa dent au lieu de la lui arracher. Quinze jours plus tard, elle en fut voir un autre qui la martyrisa encore sans pouvoir lui extraire les racines de la dent cassée. Furieuse, elle ne voulut plus revoir aucun dentiste, et nous fit sommation d'avoir à la débarrasser nous-même de la cause de ses douleurs. Qui peut le plus peut le moins. Si les médecins s'occupaient un peu plus qu'ils ne le font de cette petite et délicate opération, on ne verrait pas tant de mâchoires fracassées par des mains inhabiles, qui sont trop souvent dépourvues des connaissances anatomiques les plus élémentaires. Nous fîmes ce qu'on exigeait de nous. Après quelques légères inhalations de chloroforme pour émousser la sensibilité de la malade, nous lui fîmes sauter lestement les racines qui la torturaient. Elle ne sentit rien et fut très-heureuse d'en avoir fini. Elle nous amena plusieurs personnes qui nous prièrent de leur rendre le même service, aucune ne souffrit; les dents les plus inexpugnables, les plus cariées, les plus profondément rongées, les chicots les mieux enfouis et les plus enracinés furent extraits sans douleur, sans fracture des alvéoles, sans déchirure des gencives. Le patient voit tout, il parle, il commande l'opération, il la suit des yeux, il sent qu'on le touche; mais il ne souffre pas. Chez les personnes peu impressionnables, l'électricité peut remplacer le chloroforme. Mais en général les femmes préfèrent le chloroforme, le courant électrique le plus faible est une souffrance pour elles, elles ont quelquefois de la peine à le supporter, et pour produire l'anesthesie électrique, il faut un fort courant. Nous laisserons donc l'électricité aux hommes, et nous garderons le chloroforme pour les femmes. Il en faut si peu, du reste, pour produire l'insensibilité nécessaire, et la chloroformisation bien faite est d'une si parfaite innocuité, que nous croyons devoir préconiser ce moyen. L'extraction d'une dent est une opération assez douloureuse pour que les médecins ne refusent pas de s'en charger. Pour notre part, du moins, nous ne refuserons jamais notre ministère à nos clients lorsqu'ils en auront besoin, pour ce cas-là comme pour les autres. Nous sommes certain d'avance qu'ils y reviendront.